ÉTUDE ÉTIOLOGIQUE

SUR

L'ULCÈRE DES PAYS CHAUDS

PAR

Le Professeur SIRUS-PIRONDI

ET

Le Dr Constantin ODDO.

MARSEILLE

TYPOGRAPHIE ET LITHOGRAPHIE BARLATIER-FEISSAT

Rue Venture, 49

1887

ÉTUDE ÉTIOLOGIQUE

SUR

L'ULCÈRE DES PAYS CHAUDS

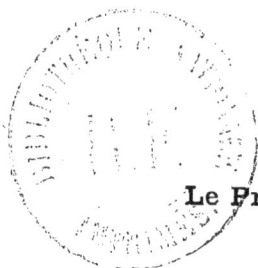

PAR

Le Professeur SIRUS-PIRONDI

ET

Le Dr Constantin ODDO.

MARSEILLE

TYPOGRAPHIE ET LITHOGRAPHIE BARLATIER-FEISSAT

Rue Venture, 19

—

1887

ÉTUDE ÉTIOLOGIQUE

SUR

L'ULCÈRE DES PAYS CHAUDS

~~~~~~

I

La dermatologie a depuis longtemps enregistré dans ses annales des manifestations morbides qui ont eu le privilége, si c'en est un, d'emprunter leur nom aux divers pays où on les a rencontrées.

Le *bouton d'Alep* a pour ainsi dire ouvert la série. Le *bouton de Biskra* est venu ensuite, suivi à son tour par celui de *Gafza* ou *Cavza* qui a précédé les *Boutons de Dehli*, *de Pendjeb,* etc.

Les premières notions, assez vagues du reste, sur le *bouton d'Alep* datent, croyons-nous, de 1756 (1).

Des renseignements plus précis ont été fournis plus tard par Alibert dans un travail spécial, publié en 1829 dans la *Revue Médicale* (2). De bien plus complets encore se trouvent dans une thèse du docteur Etienne soutenue devant la Faculté de Montpellier en 1830, et dans un travail remarquable lu au Conseil de santé en 1858 par le baron

---

(1) *Histoire naturelle d'Alep et pays voisins,* par Roussel.
(2) Note sur la Pyrophlyctite endémique, ou pustule d'Alep.
(3) 1852.

Larrey, qui a donné à cette éruption le nom de *Der-matose ulcéreuse.*

Déjà Requin, dans ses *Eléments de pathologie interne* (3) avait parlé assez longuement du Bouton d'Alep, dans le but toutefois clairement indiqué de combattre les idées étiologiques de Biett, que nous aurons l'occasion de mentionner plus loin ; mais la description la plus complète, et probablement la plus exacte, que nous possédions sur cette endémie du Nord de la Syrie est due à M. Villemin (1) qui donne à cette dermatose le nom de *bouton* ou *ulcère d'Orient*, désignation analogue à celle proposée par M. Larrey et qui est parfaitement appropriée à une maladie que l'on voit s'étendre bien loin hors des murs d'Alep.

On ne s'est occupé sérieusement des *boutons de Biskra* et de *Gafza* que depuis la conquête de l'Algérie et le protectorat de la Tunisie.

La première description du bouton de Biskra a été donnée par Poggioli en 1847 ; deux autres médecins militaires, Mazenod et Ribadieu, se sont occupés plus tard du Bouton de Gafza ou Cavza, ce bourg aujourd'hui en ruine et jadis ville forte où Jugurtha renfermait, dit-on, ses trésors.

On doit enfin au docteur Heydenreich une bonne relation sur le *bouton* du Pendjeb, pris d'abord pour une affection pestilentielle qui aurait envahi les frontières de l'Afghanistan, et qui en définitive a offert à l'étude d'Heydenreich les mêmes particularités constatées par le docteur Hickmann sur le *bouton de Dehli*, identique à son tour à tous les autres *boutons* déjà mentionnés au Nord de l'Asie, en Tunisie et en Algérie.

(1) Mémoire publié dans la *Gazette Médicale de Paris*, année 1854.

II

Toutes ces diverses manifestations morbides cutanées, inhérentes à certains climats et à des latitudes déterminées, offrent des similitudes symptomatiques qui ont frappé nombre de praticiens, mais on doit plus particulièrement à M. Vidal d'avoir catégoriquement avancé et cherché à prouver dans une leçon professée à l'Hôpital Saint-Louis (1) que toutes ces affections cutanées connues sous les diverses appellations de Boutons d'Alep, Gafza, Nil, Delhi, Pendjeb, Bagdad, etc., et désignées par les Arabes par des expressions imagées, telles que : mal des dates, boutons d'un an, boutons des zibans, ne constituent qu'*une seule et même maladie avec le bouton de Biskra.*

Boërhaave a depuis longtemps dit : SIMPLEX VERI SIGILLUM. Le souvenir de ce précepte a plus particulièrement fixé notre attention sur les affirmations d'un praticien de la valeur de M. Vidal, et profitant des circonstances favorables que nous offrent nos incessantes relations avec l'Afrique et l'Orient, nous avons tâché d'obtenir un certain nombre de faits bien observés sur les dermatoses en question. La récolte a été fructueuse, grâce plus particulièrement au concours de notre confrère M. Rousselot (2) et nous croyons pouvoir nous permettre une étude comparative, à l'aide de laquelle on arrive définitivement à la confirmation de cette *unité* soutenue par M. Vidal.

Les conditions du développement sont certainement cette

(1) Voy *Semaine Médicale*, du 6 avril 1887.
(2) Médecin naviguant à bord du paquebot postal le *Charles* V de la Compagnie Générale Transatlantique.

partie de l'histoire des boutons d'Orient qui ont attiré plus spécialement l'attention des médecins et des divers observateurs.

En tâchant de fixer les particularités qui président à l'éclosion de cette singulière dermatose, tous ont pensé serrer de plus près la question de la nature même de cette affection, sachant bien que cette notion seule peut servir de point de départ à la découverte d'une thérapeutique rationnelle et effective.

Or, c'est précisément au moment où les recherches de M. Duclaux ont fait faire un si grand pas à cette question que nous ont été remises les observations de M. Rousselot, dont le principal intérêt consiste dans des remarques ayant trait à la causalité du bouton qu'on observe à Gafza. C'est ce qui nous a décidé à publier ce travail dans lequel nous avons tenu à comparer des observations inédites à ce qui a été antérieurement écrit.

III

DISTRIBUTION GÉOGRAPHIQUE. — Le premier point à élucider est celui qui a trait à la distribution géographique de la maladie qui nous occupe, décrite primivement comme une affection spéciale aux habitants d'Alep, puis observée à Bagdad. Ce domaine fut étendu par Requin à toute l'ancienne Mésopotamie.

Willemin affirme qu'il fait des ravages dans tout le Liban, et quoiqu'il ne l'ait pas rencontré dans le delta du Nil, il dit qu'il existe aux environs d'Alexandrie; et comprenant que les limites de son empire sont plus vastes encore, il propose de lui donner le nom de bouton d'Orient, dénomination qui aurait l'avantage de réunir, sous une même appellation, une affection décrite sous des noms toujours nouveaux. Toutefois ce nom lui-même est d'un sens encore trop étroit.

La conquête de l'Algérie avait déjà mis à même les médecins militaires d'observer le *bouton* de Biskra qui a remplacé le *bouton* d'Alep, employé jusqu'alors comme terme générique. Et voilà que l'occupation de la Tunisie nous a mis en présence de cette affection sur un grand nombre de points de notre nouvelle colonie et notamment à Gafza.

Pendant que ce domaine s'étendait ainsi du côté de l'Afrique, en Asie on avait reculé encore et de beaucoup ses limites.

Observé en Arménie, il était appelé sous des noms divers en Perse où il a été reconnu et étudié par Tholozan.

Mais ce n'est pas assez ; en dehors de cet immense territoire qui en est comme la métropole, la dermatose paraît aussi avoir ses colonies et s'y montre sur des points très éloignés Le 5 novembre 1861, M. le baron Larrey communiquait à l'Académie, de la part de M. Rochard, l'analyse d'un travail très-bien fait sur une forme d'ulcère grave particulier à la Cochinchine.

Enfin cette même année, en 1861, à la Société de Chirurgie, M. Cullerier présentait un rapport sur un travail de M. Azèma sur l'ulcère de Mozambique, et de la discussion qui a suivi la lecture de ce rapport est ressorti la ressemblance parfaite de cette affection avec le bouton de Biskra.

Il serait certainement facile, en poursuivant plus que nous ne l'avons fait nos recherches parmi les travaux des médecins de l'armée et surtout dans les rapports des médecins de la flotte, de retrouver, sous des noms divers et en des points très nombreux, des traces de la maladie qui nous occupe. Nous retiendrons seulement ceci pour en finir avec la distribution géographique : c'est que des dermatoses ulcéreuses à peu près semblables s'observent sur de nombreux points du globe ; mais, à notre connaissance, c'est toujours dans les climats chauds qu'on a rencontré ces sortes de maladies cutanées. Jamais pareille affection n'a été relevée dans les zones tempérées ou dans les pays froids, et il nous semble qu'il serait utile de faire disparaître de la nomenclature médicale ces dénominations innombrables servant à désigner une affection qui peut bien présenter des particularités différentielles dans telle ou telle contrée, mais qui est toujours *la même* dans sa physionomie générale.

En admettant même qu'une connaissance plus exacte de cette affection prouve que, contrairement à l'opinion de la majorité des auteurs, il y ait des différences essentielles qui justifient une classification, nous sommes en droit de dire qu'à l'heure présente les caractères essentiels à cette classification nous échappent. Il y aurait donc intérêt à trouver un terme général qui embrasse ces affections et si c'est à la distribution géographique que l'on peut s'adresser pour les désigner, le meilleur terme nous paraîtrait être celui d'*ulcère des pays chauds* qui a une signification aussi vaste que la maladie qu'il doit désigner. Nous disons ulcère et non bouton, car la forme boutonneuse n'est qu'un mode de début de cette dermatose, dont la tendance à l'ulcération est bien le caractère capital. Si une pareille dénomination était acceptée, on éviterait souvent de très incommodes circonlocutions.

Si cet ulcère se rencontre sur des points très nombreux et très éloignés, il n'en est pas moins vrai que, même dans les pays chauds, ce n'est que dans certaines localités qu'on l'observe.

Il paraît indubitable que toutes ces localités présentent des conditions communes qui sont indispensables au développement et à la pullulation de l'ulcère des pays chauds.

Que s'il est parfois donné d'observer cet ulcère dans des pays où l'on ne le rencontre point d'ordinaire, les individus qui en sont atteints ont contracté cette affection dans une des contrées où elle est endémique. Il peut même arriver que l'ulcère n'apparaisse qu'à une époque plus ou moins éloignée du moment où le sujet a quitté les lieux où il l'a contracté.

Les observations de ce genre sont assez nombreuses et toutes intéressantes en ce qu'elles peuvent servir à faire connaître la durée de la période d'incubation.

Aux faits connus nous ajoutons le suivant qui est particulièrement intéressant à cause de la longue durée de cette période d'incubation.

Un bataillon qui avait quitté Gafza au mois d'août, sans qu'aucun soldat eût été atteint de l'ulcère, a été ramené en France par le *Charles-Quint*.

En septembre, ce bataillon était en garnison à Lyon, et, un mois après le départ de Gafza, plusieurs hommes furent atteints !

Avant de quitter cette question de la distribution géographique de l'ulcère des pays chauds, signalons ce fait bien remarquable à savoir, que si dans certaines régions la maladie sévit dans une assez vaste étendue de territoire, dans d'autres elle n'éclot que dans un cercle très étroit, un village, une bourgade. En ce qui concerne Gafza, d'après les notes de M. Rousselot, le clou est cantonné à Gafza seulement, alors que les boutons de Pendjeb et de Biskra rayonnent sur une vaste étendue. Cette particularité est du plus haut intérêt, car elle fait prévoir que ce sera dans de semblables conditions de limitation étroite qu'il sera permis de déterminer la condition pathogénique qui préside au développement de l'ulcère, quelle qu'en soit la nature climatérique ou tellurique.

IV

SAISONS. — Les saisons ont elles une part dans les conditions étiologiques de la maladie qui nous occupe? Cette question en comprend plusieurs autres. Et d'abord l'apparition, l'éclosion du bouton qui produira l'ulcère coïncide-t-elle avec une époque déterminée de l'année ? Les auteurs sont peu explicites sur ce point, et les renseignements que nous avons puisés dans leurs écrits sont assez vagues. Or, pour ce qui est de Gafza, le bouton apparaît à la fin de l'été ; les cas commencent à être nombreux en octobre, leur fréquence augmente jusqu'en septembre et diminue ensuite jusqu'en mars. Enfin on n'observe jamais de nouveaux cas à partir du mois de mars.

En tous cas, ce qui est absolument certain, c'est qu'il faut avoir passé l'été à Gafza pour contracter le clou. Ces affirmations ont été données de la manière la plus catégorique par M. Dantin, médecin en chef de l'hôpital de Gabès, où sont transportés les soldats venant de Gafza et où il a pu observer de très nombreux cas pendant deux années consécutives.

Ces observations se rapprochent complètement de celles qui ont été faites par Laveran sur le bouton de Biskra ; « il « sévit, dit-il, du mois de septembre au mois de février ; à

« partir de février on n'observe plus guère de nouveaux
« cas.»

L'influence saisonnière qui se fait sentir sur l'époque
d'apparition a-t-elle quelque effet sur la marche et la
durée de la dermatose ? Ici encore nous pouvons donner le
résultat d'observations très nettes. *Dès le mois de mars,
à Gafza, l'ulcère tend à se cicatriser très rapidement.* La
durée de l'ulcère dépend donc de l'époque de son apparition,
puisque la cicatrisation a lieu en mars quelle qu'ait été
l'époque du début de la maladie.

On comprend quelle est l'importance de ces remarques.
Quelques auteurs frappés de l'influence estivale dans le
développement de l'ulcère des pays chauds, ont pensé en
effet que son développement était dû au fonctionnement
exagéré de glandes sudoripares, ou à l'érethisme vasculaire
de la peau pendant les chaleurs de l'été. En tous cas ce ne
serait là qu'une condition adjuvante.

Il nous semble bien plus naturel d'admettre que l'influence saisonnière se fait sentir non sur les conditions
physiologiques de l'individu qui doit être atteint, mais bien
plutôt sur les conditions nécessaires au développement de
l'agent morbide qui est la cause de l'ulcère, conditions
telluriques ou météorologiques comme nous le disions tout
à l'heure.

V

Conditions individuelles. — AGE. — D'après Requin,
le bouton d'Alep apparaîtrait toujours dans les trois premières années de la vie ; mais cette précocité dans l'apparition du mal, semble être la conséquence de sa pandémicité ;

et ce qui confirme cette manière de voir, c'est que les étrangers qui sont atteints à tout âge, le sont le plus souvent dans la première année de leur séjour. Mais Requin ajoute que le bouton apparaît le plus souvent dans la première année qui suit le sevrage. Les nourrissons en sont exempts d'après la majorité des auteurs ; et c'est là un fait bien remarquable que nous ferons entrer en ligne de compte, quand nous discuterons les théories émises sur le mode de développement de l'ulcère.

Enfin il ressort très nettement de ces deux faits connexes : rapidité de la contamination et pandemicite, que le facteur individuel entre pour une bien faible part dans le développement de l'ulcère, et que l'agent spécifique qui le produit, a un rôle prédominant devant lequel la spontanéité morbide compte peu.

RACE. — Toutefois les conditions de terrain ne sont pas entièrement négligeables. La question de race paraît avoir une certaine importance ; mais ici règne une très grande contradiction suivant les auteurs et suivant les milieux d'observation. A Alep, d'après Alibert, étrangers et indigènes seraient également victimes du fléau. Aucun être humain vivant dans ce pays ou le traversant, ne pourrait lui échapper. Cependant, ajoute-t-il, les indigènes sont le plus souvent atteints au visage, tandis que les étrangers le sont aux membres. Pour Requin aussi la contamination est presque fatale, toutefois les étrangers paraissent offrir une période de résistance plus longue que les indigènes.

Mais n'est-il pas logique d'admettre qu'il s'agit ici, non pas d'une question de race mais d'une plus grande puissance de résistance chez des adultes arrivant dans le pays que chez les enfants nés dans le milieu infectieux et exposés à la contamination, dès leur sevrage? Cette même appréciation peut s'appliquer à la remarque confirmative de M. Willemin qui rapporte que tous les indigènes sont atteints, tandis que les étrangers peuvent rester long-temps indemnes.

Quelques auteurs ont affirmé aussi que dans certains pays les étrangers avaient seuls le privilége de contracter cette ulcère. C'est une erreur d'interprétation. Si les indigènes ont paru réfactaires c'est que tous avaient été atteints dans leur jeune âge. Or, si une quantité considérable d'étrangers arrive en même temps dans un pays dans lequel règne l'ulcère des pays chauds, presque tous seront bientôt atteints en même temps, alors que les indigènes paraî-tront indemnes, et cela parce qu'ils auront payé leur tribut un à un et comme par un baptême pathologique.

Ces conditions sont réalisées dans les expéditions militai-res ; et c'est ce qui vient de se passer tout récemment dans l'armée russe à Pendjeb. Tous les soldats ont été atteints d'une dermatose tellement générale et tellement intense que le bruit courut, on s'en souvient, que *la peste* venait d'éclater en Arménie.

C'est également ce qu'on observe à Gafza où l'on rencontre peu d'indigènes portant l'ulcère en pleine voie d'évolution ; tandis que le nombre de soldats atteints est toujours considérable. Toutefois il semblerait, d'après une remarque de M. Rousselot, que les indigènes présentent une plus grande résistance que les européens quand ils se trouvent placés dans des conditions à peu près semblables, c'est-à-dire, que les indigènes nés aux environs de Gafza, dans des pays où l'ulcère est inconnu, sont bien moins exposés que les Européens, lorsqu'ils arrivent pour la première fois à Gafza ayant déjà atteint l'âge adulte.

VI.

CONSTITUTION, DIATHÈSES, MALADIES ANTÉRIEURES. — Willemain avance dans son mémoire que les diathèses déprimantes constituent une prédisposition chez les habitants d'Alep. D'autre part un certain nombre d'auteurs affirment que l'ulcère se développe de préférence chez les arthritiques et les herpétiques. Mais il y a lieu de se demander si la prédisposition est due à la diathèse ou si elle n'est pas plutôt attribuable aux déterminations cutanées de ces maladies constitutionnelles. Les dermatoses, en effet, paraissent souvent jouer le rôle de point d'appel ou tout au moins de *Locus minoris resistentiæ*, et Laveran a vu le clou de Biskra succéder à des lésions cutanées absolument banales tout aussi bien qu'à des lésions de nature diathésique. Et ce qui vient confirmer cette manière de voir, c'est cette remarque que nous a communiquée M. Rousselot à savoir : qu'à Gafza les affections cutanées vulgaires, telles qu'eczéma, empetigo, etc., ne s'observent jamais isolément et qu'elles sont modifiées, défigurées par l'ulcère qui se développe sur les parties de la peau où elles siégent.

D'autre part il ne semble pas que l'état général du sujet ait ici une influence appréciable. En effet M. Dantin a fait l'expérience suivante. Recevant un grand nombre d'hommes qui avaient passé l'été à Gafza, il les a classés en deux catégories ; dans l'une il a placé ceux qui étaient anémiés par la diarrhée et par la fièvre et dans l'autre les hommes valides ; or c'est parmi les hommes bien portants qu'il a vu ultérieurement se développer un plus grand nombre d'ulcères.

Laissant donc de coté les prédispositions diathésiques et constitutionnelles, il reste ce fait à noter, c'est que les sujets dont la peau est altérée, desquamée, sont atteints sur les points lésés ; et ce fait intéressant pourra être utilisé quant on connaîtra mieux les phénomènes qui président à la contamination.

VII

NATURE DE LA MALADIE. — Nous ne nous arrêterons pas à énumérer les légendes orientales qui ont cours sur la nature de la cause de l'ulcère endémique ; et nous ne retiendrons des opinions populaires que celles qui ont rallié un grand nombre de médecins, et qui d'ailleurs sont parfaitement en rapport avec les récents travaux dont cette maladie a été l'objet. Nous devons mentionner d'abord la présence d'un germe dans l'eau potable. Willemin a très chaudement défendu cette hypothèse. Après Volney et Guillou, il a remarqué que près d'Alep les seuls pays atteints sont ceux dont les habitants boivent de l'eau d'une rivière nommé Coïk ; mais en outre, il a acquis la certitude que les musulmans préservaient sûrement leur harem des atteintes du mal en faisant exclusivement boire à leurs femmes de l'eau de certaines sources reputées très pures.

En ce qui concerne Gafza, à côté de l'opinion populaire qui attribue le clou au contact d'un poisson venimeux, un certain nombre d'observateurs seraient tentés d'admettre que son développement succède à la piqûre d'une mouche de coloration verdâtre qui apparaît à l'époque de la maturité des figues et disparaît avec celle-ci. Or, on connaît le rôle qui est attribué par les bactériologistes au transport des germes par les mouches. On sait, par exemple, que Koch a réussi à produire des colonies de baciles virgules, en faisant promener sur de la gélatine des mouches qui avaient marché sur des déjections de cholériques ; et ceci nous amène à parler de la contagiosité et de l'inoculabilité de l'ulcère des pays chauds.

Sur ces deux points les opinions sont extrêmement partagées. Ainsi que Vidal le rapporte dans la leçon déjà citée, c'est Weber, en 1876, le premier qui a cherché à établir que le bouton de Biskra était contagieux et inoculable en s'appuyant sur des observations de transmision d'homme à homme, et sur des expériences d'inoculation ayant amené des résultats positifs. Eien plus, on a réussi plus tard à pratiquer des auto-inoculations ; et on peut citer à l'appui de cette opinion l'observation concernant un évêque de Bagdad, rapportée par Alibert (1). Le bouton se développa chez lui au doigt qui portait l'anneau pastoral. Or, étant donné la fréquence du siége du bouton à la bouche chez les indigènes, on est en droit de se demander s'il n'y a pas eu contamination directe due au contact d'un fidèle, porteur d'un bouton buccal, dans l'action de baiser l'anneau pastoral. D'autre part, fait très-important aussi, MM. Boinet et Deperet, observant au camp de Sathonay un grand nombre de malades militaires revenus de Gafza avec l'ulcère, virent la maladie se developper sur un militaire de St-Etienne qui n'avait pas été à Gafza et qui avait été contaminé directement au camp. Malgré les opinions contradictoires et les essais infructueux d'inoculation qui ont été rapportés par

(1) *Gazette Médicale* de 1832.

un certain nombre de médecins militaires, et en présence des travaux récents du docteur Duclaux dont nous allons dire quelques mots, la contagiosité et l'inoculation ne peuvent être niées.

VIII

Dans la séance de l'Académie de Médecine, du 10 juin 1886, M. Fournier a présenté un rapport sur les travaux de M. Duclaux. Cet expérimentateur a trouvé chez un homme atteint du bouton de Biskra et dans le sang pris au pourtour des boutons sur des points éloignés, un coccus de moins d'un µ. Ce coccus se reproduit dans le bouillon de veau sous forme de coccus double et de zooglœ.

En pratiquant des inoculations sur des lapins, cet auteur a vu survenir un clou que Fournier a reconnu semblable à celui de Biskra. Puis pratiquant des inoculations avec un bouillon plus concentré, Duclaux a produit une vaste gangrène.

A la suite de cette communication, une discussion s'est élevée au sein de l'Académie, MM. Larrey et Legouest ont émis des doutes sur la nature des ulcérations produites sur les lapins à cause de la rapidité de l'évolution et de l'étendue des lésions. Bouley s'est rallié à l'interprétation de M. Duclaux, pensant que le bouton de Biskra se comporte différemment chez l'animal et chez l'homme. Depuis lors, Duclaux a poursuivi ses recherches et il est arrivé à produire des lésions très diverses en faisant varier les expériences et surtout en se servant de cultures plus ou moins récentes. Mais ce qui est extrêmement important, c'est

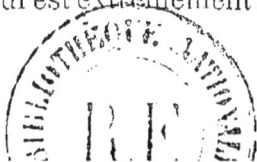

que le coccus de Duclaux a été retrouvé par un grand nombre de micrographes sur des boutons d'appellations très diverses. Hickmann l'a retrouvé sur le bouton de Delhi, et est parvenu à produire des inoculations et des auto-inoculations positives. Plus récemment encore Heydenreich envoyé en Afghanistan pour étudier le bouton de Pendjeb, qui sévissait dans l'armée russe , a retrouvé le coccus de Duclaux et a obtenu lui aussi des inoculations positives.

Il semble donc qu'on ait découvert l'agent spécifique de l'ulcère des pays chauds. Et en perfectionnant, et complétant les connaissances déjà acquises sur le mode de propagation de cet agent on pourra très exactement définir les conditions étiologiques de cet ulcère.

Pour le moment la nature microbienne de cette affection paraît bien établie, le corps du délit est trouvé mais les expériences d'inoculation laissent encore à désirer ; à plus forte raison, l'atténuation du virus et la vaccination sont-elles peut-être encore lointaines ; on y arrivera toutefois, n'en déplaise aux rares anti-pastoriens qui veulent encore militer, car la vérité est là ; et ainsi que nous l'avons dit ailleurs, elle deviendra bientôt incontestable pour tous. Alors, mais alors seulement, le traitement de l'ulcère des pays chauds sera basé sur des données précises, offrira des indications sûres, et aura des résultats probablement prompts, et certainements positifs.

En attendant cette époque à laquelle les nombreuses recherches bactériologiques multipliées un peu partout, nous rapprochent chaque jour, deux faits importants nous semblent acquis pour ce qui concerne l'ulcère en question :

1° La nature spécifique de cette dermatose admise déjà par Requin en 1852 ;

2° L'identité, suffisamment prouvée, ce nous semble, dès maintenant, par l'observation clinique et bactériologique, des affections décrites jadis sous les dénominations diverses de boutons d'Alep, de Biskra, de Gafza, de Dehli, de Pendjeb, etc. ; identité dont la dernière et indiscutable démonstration ne pourra cependant être mise hors de toute controverse que par la continuation des recherches microbiennes.

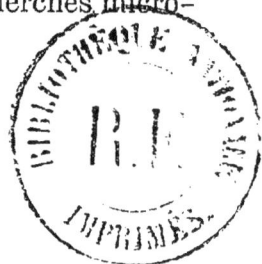